NOTICE

SUR

PLOMBIÈRES

ET SES

EAUX THERMALES.

————— ◦◦◦ ————

PARIS,

BACHELIER, IMPRIMEUR-LIBRAIRE,

QUAI DES AUGUSTINS, 55 ;

COLAS, LIBRAIRE, RUE DAUPHINE, 32,

Et chez les Libraires d'Épinal, de Plombières, etc

—

1839

IMPRIMERIE DE BACHELIER,
rue du Jardinet, 12.

NOTICE

SUR

PLOMBIÈRES

ET SES

EAUX THERMALES;

PAR

L.-B. FRANCŒUR,

PROFESSEUR A LA FACULTÉ DES SCIENCES DE PARIS.

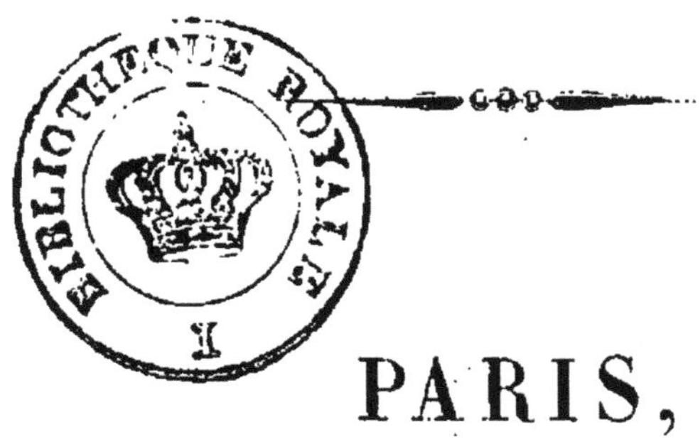

PARIS,

BACHELIER, IMPRIMEUR - LIBRAIRE,
QUAI DES AUGUSTINS, 55 ;

COLAS, LIBRAIRE, RUE DAUPHINE, 32,
Et chez les Libraires d'Épinal, de Plombières, etc.

—

1839

PRÉFACE.

Dans chaque lieu où les malades viennent
demander la santé aux eaux naturelles, lorsqu'elles sont douées des propriétés curatives
convenables à leur état physique, on trouve des
ouvrages publiés par les personnes qui en ont
reconnu les effets. La ville de Plombières a ins-
piré plusieurs compositions de ce genre, qui
sont, pour la plupart, fort recommandables.
Mais il m'a paru que ces ouvrages, plus ou
moins volumineux, n'étaient pas de nature à
satisfaire les étrangers, et à leur apprendre
ce qu'il leur importe surtout de savoir. En effet,
quelques-uns de ces ouvrages sont purement
littéraires, et n'offrent qu'un amusement passa-
ger ; d'autres, rédigés pour des médecins, contiennent une longue énumération des cas re-
marquables où les eaux thermales ont produit
des effets surprenants, et des affections variées
qui peuvent en être guéries ou soulagées. Mais

a..

presque tous ces livres s'occupent peu de la conduite que les étrangers doivent y tenir, des dépenses qu'ils sont obligés de faire, des plaisirs et des délassements qu'on y rencontre, des moyens d'y arriver et d'en partir, de la facilité des correspondances, enfin des attentions et des prévisions qui rendent le succès possible. C'est après avoir retrouvé trois années successives la santé à Plombières, que j'ai reconnu par mes propres observations et par les questions qu'une multitude de personnes m'adressaient, qu'il manquait un livre propre à répondre à toutes les exigences, et que j'ai renfermé dans quelques pages les notions que je présente ici. J'aurai rempli mon but si les lecteurs y trouvent les renseignements que j'ai désirés autrefois, et si je puis les déterminer à visiter une localité remarquable par la beauté de son passage, les amusements qu'on y trouve, et les effets vraiment merveilleux que les malades éprouvent du régime des eaux, lorsqu'ils en usent avec prudence, et en suivant les conseils des habiles docteurs qui donnent leurs soins aux étrangers.

NOTICE

SUR

PLOMBIÈRES

ET

SES EAUX THERMALES.

CHAPITRE I.

LOCALITÉS, SITUATION.

PLOMBIÈRES est un village situé au commencement des montagnes des Vosges, sous une latitude à peu près la même que Paris ($47° 56'$), et sous la longitude *est* d'environ $16^m 26^s$ de temps; c'est-à-dire que lorsqu'il est midi à Paris, on y compte midi $16^m 26^s$. Ce village est à 7 lieues de poste au midi d'Épinal, chef-lieu du département des Vosges, et à 10 lieues de Vesoul.

Plombières est composée d'une seule rue bordée de maisons des deux côtés, se dirigeant du nord-est au sud-ouest, et de quelques ruelles, au fond d'une vallée que dominent deux montagnes. Sur l'une, celle du nord, est tracée la route d'Épinal, et plus loin, vers l'est, celle de Remiremont : sur l'autre est celle de Luxeuil et de Vesoul. Ces routes, assez rapides, se développent sur les deux faces opposées des montagnes qui enferment le village ; elles sont bordées de maisons habitées par les ouvriers du pays, et qui servent aussi d'asiles aux baigneurs.

Lorsqu'on descend ces routes pour arriver à Plombières, le village présente un aspect singulier et pittoresque. Ses toitures, seules visibles d'en haut, sont couvertes en tuiles de bois et en pierres noires, qui offrent l'image d'une ville en deuil ; et cette couleur sombre ajoute à l'éclat des forêts et des vertes prairies qui tapissent les flancs des montagnes. Des fermes dispersées çà et là interrompent l'uniformité de ce tableau, et ajoutent à l'intérêt qu'il fait naître.

L'Eaugronne est une petite rivière qui, descendant du côté de Remiremont, traverse le fond de la vallée, entrant par le bout *est* du village, et sortant à l'autre bout. Cette rivière, dont le cours rapide fait un murmure perpétuel, en roulant sur un lit de pierres, passe près et aussi dessous les maisons du village. Elle entre en bordant la belle promenade des Dames, et s'enfuit tout le long de la route de Saint-Loup qui continue le fond de la vallée.

En traversant le village, on rencontre l'église et son clocher aigu moins élevé que les montagnes voisines; l'hôpital, la mairie, la petite place où est situé le bain des Romains, puis les bâtiments des bains, la préfecture, et enfin une petite promenade ombragée qui n'est pas sans agrément, et qui commence la jolie route de Saint-Loup, si embellie dans les dernières années, par les soins de M. de Monicault, maître des requêtes et préfet du département des Vosges (*). Les soins qu'a pris ce magistrat pour améliorer les établissements, et l'urbanité qui le distingue, méritent la reconnaissance des habitants et des étrangers. La suite de cette Notice ne donnera qu'une faible idée des services qu'il a rendus à Plombières, et des embellissements qui sont presque tous son ouvrage. Maintenant la route va être continuée jusqu'au village de Saint-Loup, et cette promenade, l'une des plus belles du pays, va recevoir un grand développement.

Voici les principales hauteurs des sommités qui avoisinent Plombières ; en prenant pour point de départ les opérations trigonométriques des officiers du Dépôt de la Guerre, qui donnent 430^m (ou 1324^{pi}), au sommet du clocher de Plombières,

---

(*) M. de Monicault administre depuis peu de mois le département de l'Eure.

M. Nell de Bréauté a trouvé par des observations barométriques :

Élévation au-dessus de la mer, de la	*mètres.*		*pieds.*
promenade des Dames............	396	ou	1219
De la petite fontaine à l'est du bain			
tempéré place de Plombières.....	388		1195
Du Calvaire situé près le pont de la			
route de Remiremont............	421		1296
Montagne au nord-ouest de la pro-			
menade des Dames..............	534		1643
Montagne au sud-est de cette prome-			
nade............................	551		1697.

Ainsi ces deux montagnes ont leurs sommets élevés, l'une de 146^m (448^{pi}), l'autre de 163^m (502^{pi}) au-dessus de la place du village. Ces données suffisent pour prendre une idée juste des élévations de la route d'Épinal, de celle de Remiremont et de celle de Luxeuil, qui sont à peu près les mêmes que celles-ci, du moins en quelques parties, et faire apprécier la singulière disposition des localités au milieu desquelles Plombières est comme ensevelie.

On remarque aussi que le sol de Paris

étant élevé d'environ 33 à 40 mètres au-dessus de la mer, celui de Plombières est d'à peu près 550 mètres plus haut. Or il résulte des observations de M. de Humboldt qu'une différence de 190 mètres d'élévation du sol, en produit une de 1 degré centigrade dans la température; il en faut conclure, toutes circonstances égales d'ailleurs, que le thermomètre doit être plus bas de deux degrés à Plombières qu'à Paris, où la latitude est la même. Ainsi l'on ne doit pas être surpris qu'il y fasse généralement plus froid que dans cette ville. Mais les localités apportent à cette conséquence des modifications importantes : car la hauteur des deux montagnes qui enferment le village tant au nord qu'au midi, retardent d'au moins une heure l'instant du lever du soleil pour le fond de la vallée, et avancent d'autant celle du coucher, circonstances qui doivent ajouter encore à l'abaissement de la température, en diminuant la durée de la présence de l'astre sur l'horizon.

La grande abondance des eaux courantes produit, par l'évaporation d'un sol sillonné de mille ruisseaux, un effet semblable, qu'accroissent encore les vastes forêts voisines : il fait donc bien plus froid à Plombières qu'à Paris, surtout le matin et le soir.

Cependant quand le ciel reste serein toute la journée, les rayons solaires concentrés sur le fond de la vallée, et réfléchis par les côtes fortement inclinées, y produisent une chaleur très vive ; et les sensations du chaud et du froid sont encore exagérées par l'action qu'exercent les bains sur les personnes qui se soumettent au traitement des eaux thermales ; action qui développe une grande susceptibilité dans toute l'économie. Il importe beaucoup aux baigneurs, sous peine de perdre une partie du bienfait des eaux, d'avoir des vêtements chauds pour s'en servir au besoin, et même de faire plusieurs toilettes par jour, selon les exigences des variations de la température :

des maladies graves ont quelquefois attaqué les baigneurs qui négligeaient ces soins. Je crois donc devoir insister sur la nécessité où l'on se trouve d'avoir souvent des vêtements d'hiver. En partant par une saison très chaude, on néglige souvent de se munir contre les rigueurs d'un froid qu'on ne présume pas devoir se faire sentir, et l'on regrette quelquefois les vêtements et les bas de laine.

On ne prend guère les bains de Plombières, que depuis juin jusqu'à la fin d'août; et même dès le milieu de ce dernier mois il y a peu d'étrangers; le climat est trop froid pour que les eaux thermales soient profitables dans le reste de l'année, sauf dans quelques cas de maladies particulières.

La végétation de Plombières est magnifique; mais elle y est retardée par le climat: les asperges, les pois, commencent à donner quand il n'y en a plus à Paris. Les arbres, les prairies sont superbes; les herbes même y sont gigantesques. Partout on n'aperçoit qu'une belle verdure, des fontaines d'une eau limpide, des ruisseaux qu'on fait courir dans des rigoles sur les prés pour les arroser; des fermes où l'on trouve un lait délicieux; mille points de vue qui changent sans cesse à mesure qu'on s'avance dans la promenade sur les côtes : c'est un paysage varié et charmant, qui rappelle ceux de la Suisse.

CHAPITRE II.

—

Quoiqu'il soit un peu plus court, pour se rendre à Plombières, en partant de Paris, de prendre la route de Vesoul, puis la diligence de Vesoul à Plombières, les difficultés de cette voie la rendent plus fatigànte que celle de Nancy, qui est bien préférable. Si l'on voyage en poste, en couchant en route, il faut trois jours pour faire ce voyage ; on passe par Coulommiers,

Sézanne, Vitry, Saint-Diziers, on évite
Bar-sur-Ornain, on va à Ligny, puis à
Neufchâteau, Mirecourt et Plombières. Si
l'on se sert des diligences, on prendra celles
de la rue Notre-Dame des Victoires, ou
celles de Caillard et Laffite ; chacun de ces
établissements fait partir une voiture de
deux jours l'un, en alternant ; on a chaque
jour deux diligences : l'une qui passe par
Sézanne, Vitry, Bar, Ligny, Toul et Nancy,
part à 7 heures du matin, et arrive le lendemain entre 2 et 5 heures après midi ; environ 31 à 34 heures de route, en passant une
seule nuit : c'est la voie la plus rapide et la
moins fatigante. Les repos se font à Coulommiers et à Bar. L'autre diligence est celle
de Strasbourg, part à 6 heures du soir, passe
à Épernay, Châlons, Vitry, etc., arrive
le surlendemain vers 10 heures à Nancy,
passant deux nuits en route, en 40 heures
environ. Cette dernière route est aussi servie
par les Messageries françaises.

Arrivé à Nancy, une autre voiture, qui

2..

part vers 7 ou 8 heures du soir tous les jours (c'est la diligence Regnier, qui va de Nancy à Besançon), conduit à Plombières, où elle arrive vers 9 heures le lendemain matin. Cette diligence est bonne ; mais elle met 14 heures pour parcourir 23 lieues de poste. Cette lenteur vient de ce que, pour ménager les chevaux, la plus légère pente ascendante est montée au pas de rouliers, et de ce qu'on arrête trop long-temps à Charmes et à Épinal. On arrive en cette seconde ville vers 2 heures de nuit, et l'on ne repart qu'à 4 heures : on est donc obligé d'y séjourner sur le pavé, et d'attendre que la voiture soit déchargée et rechargée, pour le service de l'entreprise, qui fait le transport des marchandises. En outre, la partie la plus accidentée de la route, qui est de 7 lieues de poste, d'Épinal à Plombières, est parcourue avec les mêmes chevaux. On devrait en changer à la poste de Xertigny, si les intérêts des voyageurs étaient consultés.

Autrefois ce dernier voyage de Nancy à

Plombières, et aussi le retour, se faisaient du matin au soir, ce qui était bien avanta- geux pour les personnes malades ; il y avait même une concurrence qui abaissait les prix et accélérait le parcours. Mais comme le Gouvernement a chargé une diligence du transport quotidien des lettres , cet ordre a changé. Dans toutes les routes d'embranche- ment de France , les voyageurs se trouvent contrariés par la nécessité d'attendre les heures du service des bureaux de poste ; sans compter que les rétributions accordées aux personnes qui entreprennent le trans- port des lettres, a dû arrêter toute concur- rence.

Pour retourner de Plombières à Nancy, on se sert de même de la diligence de Besan- çon, qui passe par Plombières, en part vers 10 heures du matin , et arrive à minuit à Nancy.

Le voyage entre les deux villes est la partie la plus lente et la plus désagréable de la route de Paris à Plombières.

On reçoit tous les jours les lettres écrites de Paris pour Plombières, où elles arrivent le surlendemain matin. Les journaux du dimanche sont reçus le mardi vers 10 heures, ceux du lundi, le mercredi, etc. Mais les lettres qu'on écrit de Plombières, ne pouvant partir que le lendemain pour Nancy, il faut un jour de plus pour envoyer une réponse à Paris. L'ordre admirable établi dans le service des postes, qui a si utilement accéléré les transports, appelle des améliorations désirables, et je crois qu'il serait facile d'obtenir qu'il y ait deux heures d'intervalle entre celle où l'on reçoit une lettre et le départ du courrier pour Nancy : alors la réponse pourrait partir le même jour où une lettre de Paris a été reçue. Cet ordre pourrait être établi pour la saison des eaux.

CHAPITRE III.

LOGEMENT.

———

Il y a à Plombières un grand nombre d'excellentes auberges : *l'Ours, la Téte d'or, la Clé d'or, la Poire d'or,* etc. C'est à l'hôtel de l'Ours qu'arrivent les diligences ; cette excellente maison, tenue par M. Hérisé, reçoit un grand nombre de voyageurs : elle est un peu éloignée des bâtiments thermaux, ce qui n'est pas sans inconvénient, comme nous le dirons bientôt. Pendant la saison des eaux, presque tous les habitants reçoivent les voyageurs. Les personnes riches y trouvent à louer de beaux appartements meublés, une remise pour leur voiture, les facilités pour se faire servir leurs repas dans leur domicile, etc.; les fortunes moyennes s'accommodent mieux de se mettre en pension pour la table et le logement. En général, les tables des pensions sont très bien servies, et même avec une abondance et une délicatesse qui approchent du luxe. On peut facilement, pour 5 à 6 francs par jour, et les domestiques pour 3 francs, être défrayé de tout: chambre, linge de bains, déjeûner à la fourchette et excellent dîner. Le prix s'élève d'ailleurs quand la chambre est plus grande ou mieux meublée : ce prix s'établit de gré à gré en arrivant, soin que le voyageur ne doit jamais oublier de prendre, du moins la première fois qu'il entre dans une de ces pensions (*).

La Moselle, les lacs des montagnes fournissent des truites excellentes, des carpes, des brochets, des saumons, des écrevisses, etc. Les poulets sont fort petits, mais de bon goût; le veau et le mouton sont assez bons; le bœuf est très médiocre; les légumes excellents; une grande variété de pâtisseries et de mets sucrés, des fraises, des framboises délicieuses, tels sont les ornements des tables, qui sont servies avec une telle profusion, que l'appétit, excité par l'air vif et les bains du pays, se laisse aller à se

---

(*) J'ai été on ne peut mieux traité dans les trois voyages que j'ai faits à Plombières, chez Mme Hautmonté, en face le bain royal, rue de la Fillerie, n° 122. Les soins et les attentions dont les baigneurs sont entourés, l'excellence de la société, l'abondance et la délicatesse des mets, m'ont rendu le séjour très agréable. Au reste on est très bien dans tous les hôtels de la ville.

satisfaire souvent très volontiers. On mange trop à Plombières, et j'ai vu des personnes incommodées pour ne pas s'être assez observées : l'action des eaux sur le système digestif n'est pas aussi prononcée que sur l'appétit, que la recherche des mets a aiguisé. Ce n'est pas ce qu'on mange, mais ce qu'on digère, qui nourrit et donne des forces : j'invite les baigneurs à résister à leur appétit. Il faut surtout craindre les indigestions et les diarrhées qui retardent beaucoup l'effet du traitement.

Toute la matinée étant consacrée aux bains, au repos, aux soins de la santé et de la toilette, le déjeûner se fait à 10 heures; on dîne à 5 heures, et l'intervalle est rempli par la promenade, les parties de plaisir, la lecture, la correspondance, etc. Une courte promenade peut encore être faite après le dîner; enfin, on passe la soirée au salon des bains, dont nous parlerons bientôt, ou dans des réunions de sociétés particulières. On ne peut avoir un moment d'ennui dans le plus beau pays du monde, et avec une société charmante.

Il faut du reste éviter tout travail, tout souvenir affligeant, toute occupation attachante, et même des promenades trop fatigantes : un exercice modéré est seul utile à la santé.

La vie qu'on mène dans les pensions est propre à faire passer le temps agréablement, plus même que ne l'obtiennent les personnes riches, qui préfèrent habiter et se faire servir à part. La dépense qu'on y fait suppose quelque aisance dans la fortune, de l'éducation, de l'habitude de fréquenter le monde : la société qu'on trouve dans les pensions est donc choisie. Inconnu le premier jour, on ne tarde pas à se lier avec les étrangers qu'on voit sans cesse, et même on peut y fonder des amitiés durables sur une estime réciproque.

Les baigneurs qui ont moins d'aisance,

peuvent trouver des pensions aux prix de 4 fr., 3 fr. par jour, et même moins encore ; ils peuvent aussi louer une petite chambre garnie, et tirer, à peu de frais, leur nourriture de l'auberge.

CHAPITRE IV.

En aucun lieu de France les eaux thermales ne sont aussi abondantes, ni même aussi chaudes qu'à Plombières, celles de Chaudes-Aigues exceptées. Ces eaux sont très douces, ne fatiguent pas le malade, et produisent des effets surprenants sur un grand nombre de personnes. Elles sont principalement employées dans les maladies d'estomac et d'intestins, du foie et des

3.

autres viscères; dans certains cas de rhumatismes chroniques, de diarrhées, de vomissements, etc. Les bains de vapeur y ont les vertus qu'on attribue à la température élevée des eaux dans d'autres localités; les douches accroissent l'activité de la circulation, dissipent les engorgements, et donnent à la peau une souplesse qui augmente beaucoup la transpiration, et surtout celle qu'on appelle insensible : ces douches sont, par conséquent, employées dans tous les cas où il importe d'exercer une action énergique sur la peau.

On est. dans l'usage de suivre le traitement pendant 21 jours : c'est ce qu'on appelle *une saison ;* mais cela varie selon la nature des maladies et des tempéraments. L'habitude que les médecins ont d'apprécier les effets des eaux, les détermine à réduire ou à prolonger la durée, selon les cas.

Les bains sont de deux heures; mais les ordonnances des médecins en réduisent ou accroissent la durée selon les circonstances. J'ai vu des personnes qui prenaient six et huit heures de bain par jour ; mais ce sont des pratiques exceptionnelles.

La grande diversité que les médecins peuvent adopter dans l'usage des eaux thermales de Plombières, quant à leur température, leur mode d'administration, la durée de leur emploi chaque jour, ou en prolongeant le temps du traitement, rendent ces eaux propres à la guérison de presque toutes les maladies chroniques que celles des autres pays ont la réputation de guérir ou de diminuer. J'ai trouvé leur température de 5o degrés et demi de Réaumur ; d'autres personnes ont reconnu 52 degrés : je crois qu'elle varie un peu avec les saisons, l'abondance des pluies, etc. Mais ce que ces eaux ont de remarquable, c'est que leur pureté est telle qu'elles ne contiennent que sept grains par litre de substance étrangère, encore quatre grains sont-ils du carbonate de chaux tout-à-fait inerte ; le reste est composé de sel ordinaire, de sel de Glauber, etc., et de cette matière organisée qui est peu connue et qu'on a nommée *glairine* ou *barégine*. Les eaux de Plombières sont salines, non gazeuses, ni sulfureuses. Les habitants s'en servent pour tous les usages domestiques, laver la lessive, savonner, faire le bouillon de viande, laver la vaisselle, etc.

On distingue deux espèces de douches : l'une est un filet d'eau qui tombe du plafond, et que le malade reçoit où il veut; l'autre est la douche dite *de Tivoli,* qu'une personne administre en dirigeant à la main l'ajutage vissé à l'extrémité d'un tuyau de cuir. La durée d'une douche est ordinairement de quinze minutes.

On boit ces eaux chaudes sans en éprouver de dégoût; elles n'ont aucune saveur. Mais les baigneurs doivent s'abstenir de ces boissons lorsqu'elles pèsent à l'estomac, ou qu'ils ont des dispositions à des irritations de poitrine : elles sont tout-à-fait nuisibles aux personnes dont la poitrine est facile à enflammer; elles doivent se contenter d'user des bains et des douches. On est dans l'usage de commencer par boire un ou deux verres par jour, et d'aller jusqu'à trois ou quatre. J'ai vu des personnes qui en buvaient huit ou dix verres sans en être incommodées; mais j'ai appris aussi qu'un usage très modéré de cette boisson causait des diarrhées, des toux convulsives et d'autres résultats fâcheux. Il faut donc s'observer beaucoup dans ce mode d'emploi des eaux.

Cet écrit n'est ni chimique, ni médical, et je n'ai pas pour objet d'indiquer l'usage et l'analyse des eaux thermales de Plombières, choses qu'on trouve dans d'autres ouvrages, et qui n'ont d'intérêt que pour les médecins et les chimistes, encore leur fournissent-elles très peu d'éléments pour diriger, ou même expliquer les cures qu'ils ont entreprises. Mais je dois faire remarquer qu'il est vraiment impossible d'expliquer comment des eaux, si peu chargées de principes étrangers, produisent des effets aussi marqués. Il y a des malades qui, par l'usage des bains seuls, éprouvent une éruption de boutons et de fortes démangeaisons sur certaines parties de la peau: c'est ce qu'on appelle *la gale de Plombières*, qu'on s'accorde à regarder comme une crise heureuse. Cette affection disparaît d'elle-même au bout de plusieurs jours, en continuant de se baigner. Des maladies de peau ont de la sorte été guéries quelquefois, et l'on assure que c'est un pareil mode d'action qui rend l'effet des eaux de Louesch si favorable en pareil cas. Il est donc permis de penser que si l'on se soumettait, à Plombières, à prendre des bains de six et huit heures par jour, comme on le fait à Louesch, on en retirerait le même avantage. Ces eaux ne sont d'ailleurs sulfureuses, ni l'une, ni l'autre.

D'autres personnes ont éprouvé, des bains et des boissons de Plombières, une vive action sur la vessie, ont rendu des eaux chargées d'acide urique, et même l'action a été assez forte pour faire rendre du sang. Un court repos suffit le plus souvent pour dissiper ces symptômes, qui n'ont d'ailleurs de redoutable que leur intensité, et qui, amenés avec plus de modération, produisent d'utiles résultats.

Ainsi, les eaux de Plombières ont des vertus incontestables, quoiqu'elles soient presque pures; je ne me charge pas d'expliquer ce phénomène.

Elles sont souterraines, et on les élève dans des réservoirs supérieurs à l'aide de machines mues à bras d'hommes; de là elles se rendent par des tuyaux aux baignoires et aux bassins de douches; mais, pour comprendre cette distribution, il faut indiquer ici la disposition des lieux et des sources.

CHAPITRE V.

—

Il existe quatre établissements thermaux :

1°. Le *bain des Romains*, qui était un vaste bassin en carré long, à ciel ouvert au milieu de la place, et de construction très ancienne, comme l'indique sa dénomination. Ce bassin était à l'usage des indigents, et on le nommait *bain des pauvres*. On peut l'appeler *bain des riches*, aujourd'hui que l'administration y a élevé un charmant pavillon où l'on trouve 26 cabinets de bains et de douches, recouvert d'un élégant vitrage, et pourvu d'un beau pavé en marbre, d'une pendule, d'un calendrier, baromètre, etc. Comme le dallage est formé au-dessus des eaux du bassin, qui sont à la température de 50 degrés et demi, il se maintient échauffé en tout temps, et échauffe l'air de l'enceinte. Cette construction présente donc le grand avantage d'offrir aux baigneurs une atmosphère favorable aux malades, et une sorte de promenade où ils peuvent venir se réchauffer dans les temps froids et pluvieux, qui sont trop fréquents. Il est vrai que dans les jours de chaleur, cet avantage devient un inconvénient pour les personnes qui se baignent dans les cabinets de ce pavillon; et la tente dont on recouvre la toiture en métal, pour l'abriter des rayons solaires, ne remédie qu'imparfaitement au mal. Un système de ventilation paraît donc nécessaire pendant la courte durée des grandes chaleurs.

2°. Le *bain Royal* est un bâtiment atte-nant à la préfecture ; on y trouve, outre des bassins circulaires où douze à quinze personnes peuvent prendre ensemble leur bain, des baignoires placées au pourtour pour les malades qui répugnent à se bai-gner en commun, et ceux qui, ayant des plaies ou des exutoires, ne sont pas admis dans ces piscines. Ces bains se prennent dans des bassins différents où les sexes ne sont pas mêlés ; et, pour respecter les bonnes mœurs, on n'y entre, non plus que dans les baignoires du pourtour, qu'enveloppé d'une chemise de flanelle. Il y a une chambre, *vestiaire*, où chacun vient tour à tour se déshabiller et s'habiller. Vers l'instant où l'on veut sortir de l'eau, on en donne avis, et des femmes de l'auberge y apportent le linge pour se sécher, sur un panier d'osier, dans lequel un fourneau de chauffage est suspendu. On revient ensuite se mettre au lit dans des draps bassinés.

On trouve aussi des cabinets de douche ;

la température de l'eau a été réglée d'a-
vance selon les prescriptions du médecin,
et le malade reçoit l'eau, dans sa chute,
sur les parties du corps qui ont été dé-
signées. Ce cabinet est pourvu des pièces
nécessaires pour la commodité de cette administration, telles que tabouret de bois,
natte de paille, masque en fer-blanc,
pomme d'arrosoir, *piston* ou ajutage dont
le calibre varie, etc.

Le bâtiment royal est entouré de cabinets contenant des baignoires, avec robinets
d'eau froide et d'eau chaude, comme dans
nos bains publics : on y trouve aussi un
tuyau en cuir pour diriger l'eau des douches.
Celles-ci, dites *de Tivoli,* sont adminis-
trées par un baigneur, qui arme le tuyau
d'un arrosoir ou d'un piston, et lance le
jet d'eau sur les parties du corps qu'on lui
désigne.

Des baignoires sont encore disposées à
l'étage supérieur, mais les cabinets n'y ont
pas de douches.

Les baignoires des cabinets sont en métal, les autres sont en bois : on remplit celles-ci avec des seaux, proportionnant les volumes d'eau froide et chaude, de manière à obtenir la température exigée.

Les préposés sont exercés à juger de la température des bains et des douches par sensation ; ils ne se servent pas de thermomètres : ces instruments sont trop paresseux pour se prêter à l'activité d'un service aussi prompt. En général, cette partie de l'administration appelle des réformes ; car on donne assez souvent la douche trop froide ou trop chaude, et je recommande aux malades de se munir d'un thermomètre pour régler eux-mêmes le degré de l'eau.

Les bains qu'on prend dans les piscines sont les plus agréables ; on y a les plaisirs de la société, de la conversation, et l'on y entre et en sort quand on le juge à propos : souvent mille plaisanteries, la gaîté et les chants abrègent la lenteur des heures qu'on y passe ; ils sont d'ailleurs à beaucoup meilleur compte. Quelques inconvénients qu'on y trouve pour s'habiller et se déshabiller, pour obtenir le tour de la douche, etc., n'en éloignent pas un grand nombre de personnes. Mais ces bains sont pour d'autres un objet de dégoût, parce que l'eau ne s'y renouvelle pas avec assez d'abondance. Elle y entre perpétuellement par un filet à la température de 27 degrés dans certains bassins, de 28 degrés dans d'autres; et ce filet d'eau est trop faible pour renouveler suffisamment celle du bassin, salie par les urines de personnes qui boivent beaucoup d'eau pendant leur bain. Cette cause éloigne bien des malades de ces bassins, et leur rend les baignoires préférables, malgré l'ennui qu'ils y éprouvent.

Les bains de cabinet ont d'ailleurs un avantage marqué; outre que, par le secours des robinets, on peut mieux gouverner et maintenir la température désirée, l'entrée et la sortie du bain sont extrêmement commodes. La durée de la jouissance d'un cabinet est de deux heures, et le temps est divisé en phases, savoir : de 3 à 5, de 5 à 7, de 7 à 9, de 4 à 6, de 6 à 8, de 8 à 10. Une fois qu'on a reçu du médecin inspecteur le numéro d'un cabinet et l'heure de jouissance, on y arrive et l'on est assuré d'y trouver chaque jour le bain prêt, le prédécesseur en étant déjà sorti ; comme on le cédera deux heures plus tard au successeur. On sort du lit vêtu seulement de la chemise de laine, de bas très larges, ou d'un pantalon aussi en laine, le tout recouvert d'un bon manteau dont il faut avoir soin de se pourvoir d'avance. On se déshabille et l'on se met nu dans la baignoire. Puis, lorsque le temps est près de finir, on demande le linge chaud ; on sort du bain, on se sèche, on remet les vêtements, la chemise de laine et le manteau qu'on avait d'abord ; on regagne son hôtel et l'on se couche, tout habillé de laine, après avoir ôté seulement le manteau, dans un lit bien chaud, où l'on reste quelque temps, pour calmer l'ardeur de la douche, si l'on s'y est soumis, et pour laisser opérer la transpiration insensible que le bain procure.

Comme chacun regagne son hôtel à pied, on conçoit combien il est important que celui-ci ne soit pas éloigné du bâtiment des bains : c'est pour cette raison que la plupart des bons hôtels en sont très rapprochés. Au reste, il y a des chaises-à-porteur, dont les personnes infirmes font usage. On voit aussi qu'il est très utile de se pourvoir d'un bon manteau, en considérant surtout que le matin la température est souvent froide.

Quant aux bains pris en commun, ou dans les baignoires de pourtour, comme on reste vêtu de la chemise de laine pendant qu'on est dans l'eau, il faut en avoir une seconde de rechange, si l'on veut la conserver dans le lit. Mais, le plus souvent, on préfère se recouvrir des vêtements accoutumés, puis de rentrer à l'hôtel, de se déshabiller et de se mettre au lit. Les domestiques se chargent de faire sécher la chemise de laine, afin de pouvoir s'en servir le lendemain.

4..

Le bâtiment royal contient aussi une chambre obscure, parfaitement close, nommée *Enfer,* où se prennent les bains de vapeur. On y reste, exposé à une haute température, pendant 5, 10, 15 minutes, plus ou moins, selon l'ordonnance médicale, afin d'exciter la peau et d'amener une abondante transpiration, qu'on achève et calme ensuite en se mettant au lit. Le corps humain étant plus froid que la vapeur de l'Enfer, se couvre d'abord d'une couche d'eau provenue de la condensation de la vapeur, et ruissèle sur la peau : la chaleur que perd cette vapeur en se liquéfiant pénètre l'organisme, et produit ensuite une sueur abondante, et une légère fièvre, qu'on ne pourrait prolonger impunément trop long-temps. Il est bien entendu qu'il ne faut soumettre à ce traitement que les personnes affectées de certaines maladies, et qu'il est à peu près exceptionnel.

Les eaux de Plombières étant très toniques, produisent le plus souvent une grande constipation. On en combat les dangers par des lavements ou par des douches ascendantes, plutôt qu'à l'aide de purgatifs, qu'on emploie cependant quelquefois. Le bâtiment royal a deux cabinets de douches ascendantes. Le malade, assis sur un siége percé, en bois, reçoit par l'anus le jet ascendant d'eau thermale à la température prescrite, ordinairement 28 degrés Réaumur. Ce jet en agissant sur les muscles de l'anus ne tarde pas à vaincre leur résistance, pénètre dans le rectum, et détermine des évacuations. On peut aussi ajuster sur le bec du robinet une canule en fer-blanc qui entre dans l'anus et fonctionne à la manière d'une seringue. Le jet d'eau s'élance aussitôt qu'on tourne un robinet situé à portée de la main, et est de même arrêté à volonté.

3°. *Le bain tempéré* est un bâtiment placé dans la même rue que le bain royal, et précisément situé en face. Il est distribué absolument de la même manière, quant à ce qui concerne les piscines, les baignoires de pourtour, les cabinets de bains tant au rez-de-chaussée qu'au premier étage, et enfin les cabinets de douche.

C'est dans le bâtiment du bain tempéré que se trouvent la machine pour monter les eaux chaudes, et les réservoirs de distribution dans les deux constructions qu'on vient de décrire. Comme la manière d'administrer les bains et les douches est la même que précédemment, il est superflu d'en reproduire ici les détails.

C'est dans le bâtiment du bain tempéré qu'est située la localité appelée *Trou des Capucins*, disposée pour donner des bains de vapeur. Mais la température y est beaucoup moins élevée que celle de l'Enfer; et l'on n'y soumet que des malades qui ne supporteraient pas celle-ci. En général, comme son nom l'indique, l'action des eaux et des douches du bain tempéré est moins énergique que celle du bain royal, où la douche tombe de la hauteur d'environ 7 à 8 mètres (20 à 24 pieds).

Lorsqu'une douche doit être donnée dans ces deux établissements, l'un des garçons de bains avertit, par un coup de sonnette, le préposé qui prépare l'eau dans l'étage supérieur, pour appeler son attention ; puis il lui crie le degré de température que doit avoir la douche. Celui-ci forme le mélange d'eau froide et chaude qui atteint ce degré, dans un réservoir particulier. Puis, on lui crie de même la durée que doit avoir la douche, et les choses sont réglées de manière que, ce temps passé, l'eau cessera de tomber. Assurément il y a d'utiles réformes à apporter à ce mode d'opération, car il arrive souvent que le malade n'obtient ni la température, ni la durée demandées.

4°. *Bain des Dames.* — Ce bain est situé dans un édifice particulier que le Gouvernement vient d'acheter. Sa dénomination vient de ce que ce bâtiment et ses eaux thermales étaient la propriété des dames de l'abbaye de Remiremont. Les eaux y ont les mêmes vertus que celles des autres établissements ; les dispositions locales sont semblables , ainsi que le mode d'administration. Les personnes délicates se trouvent mieux de leur usage , dit-on , que de celles des autres établissements, celles-ci étant pourvues d'une plus grande énergie. On recommande souvent la boisson de ces eaux , qui ont une action plus vive et plus salutaire que celles des autres sources.

Sous les arcades du bâtiment de la mairie, se trouve une fontaine dans un enfoncement fermé d'une grille en fer ; on descend deux marches, et l'on voit une fontaine qui jette des filets d'eau par deux tuyaux. Une image du Christ est sculptée au-dessus, ce qui a fait donner à cette source le nom de *Fontaine du Crucifix*. Ce sont les eaux qu'on administre le plus souvent en boissons, et les baigneurs viennent y puiser en se promenant sous les arcades ; c'est aussi là que les domestiques viennent emplir les carafes destinées aux personnes qui sont dans leur bain.

Près des piliers de ces arcades sont des pompes à bascules qui montent les eaux du bain des Romains dans les réservoirs des douches de ce bâtiment, et celles qui sont destinées aux usages domestiques et aux pédiluves, dont on devrait faire un plus fréquent usage, surtout les personnes qui sont sujettes aux irritations de poitrine et aux congestions sanguines.

Quant aux eaux froides qu'on mêle à celles-ci pour en abaisser la température trop élevée, elles viennent d'une source située dans la partie supérieure du jardin de la Préfecture, où on les voit sortir d'un rocher et tomber dans un grand bassin. Ces eaux, très abondantes, sont appelées *savonneuses*, parce qu'on a remarqué qu'elles jouissent de la propriété de donner une grande souplesse à la peau, comme si elle eût été enduite de savon. Ces eaux descendent par des conduits souterrains, et vont se rendre dans la partie supérieure des bâtiments thermaux où elles sont employées.

D'autres filets se rendent aussi dans leur région inférieure pour se mêler avec les eaux chaudes et alimenter les piscines. Des robinets, ouverts chacun au degré convenable, tant pour l'eau froide que pour l'eau chaude, mêlent les eaux dans les proportions propres à produire 27° ou 28°, température de ces bains.

Les sources thermales de Plombières sont si abondantes qu'on n'emploie qu'une partie de ces eaux; le reste s'écoule avec celles qui ont servi aux bains et aux douches, et se rend dans l'Eaugronne, en suivant un conduit qui règne le long de la rue, et est recouvert de dalles. Cette disposition est même très commode pour les baigneurs qui peuvent se promener dans la rue sur ce dallage. La voie est sèche peu d'instants après que la pluie a cessé de tomber, et les voitures y roulent doucement.

Le beau pavé des rues, leur pente, empêchent l'eau d'y séjourner, et il n'y a jamais de boue sur la voie publique. D'un autre côté, le terrain des promenades étant formé d'un sable doux y produit le même effet. On voit, près de l'extrémité ouest de la rue, un lavoir public, situé dans un vaste caveau, où les blanchisseuses viennent laver et savonner leur linge dans l'eau chaude avant qu'elle se soit mêlée à celle de la rivière.

CHAPITRE VI.

—

Voici les températures que j'ai trouvées aux eaux thermales, en faisant des épreuves répétées avec un excellent thermomètre à mercure, à échelle de Réaumur.

Bain tempéré, $41°\frac{1}{2}$. (M. Turc indique $44°$.)

C'est cette source qu'on mêle à l'eau savonneuse pour l'amener à $27°$ ou $28°$: chaque eau arrive à la piscine par son conduit, et elles se réunissent en un tuyau unique qui s'y écoule. On ouvre le robinet de chaque tuyau au degré nécessaire pour que le mélange des deux eaux ait cette température.

Bain royal, $39°\frac{1}{2}$. Même observation.

Enfer, bain de vapeur, $50°\frac{1}{2}$.

Vapeur sur l'escabelle de l'Enfer, et aussi près du trou de la boîte, $36°$: cette boîte en fer-blanc est à $32°\frac{1}{2}$.

Trou des Capucins, $37°\frac{1}{2}$. (M. Turc n'accuse que $36°$, d'autres indiquent $40°$.)

Bassin du bain des Romains, $50°\frac{1}{2}$; d'autres ont trouvé $52°$, mais je crois que c'est sous les dallages.

Eau de la fontaine du Crucifix, $39°\frac{1}{2}$; on la boit sans répugnance à cette température, et sans se brûler la bouche.

Bain des Dames, $42°$.

Fontaine savonneuse, $15°\frac{1}{2}$; une autre fois je n'ai trouvé que $14°$: je crois cette température variable.

Fontaine ferrugineuse de la promenade des Dames, $8°$.

5.

Outre ces sources il en existe une multitude d'autres, et l'on ne peut faire un pas sans rencontrer des ruisseaux d'eau froide et limpide. Beaucoup de maisons ont même des eaux sans cesse coulantes ; celles de la fontaine de l'Ours sont réputées les meilleures pour l'usage de la table ; on estime aussi celle de la préfecture.

L'administration des bains et des douches appelle une amélioration importante pour ce qui regarde le mélange des eaux froides et chaudes, afin d'abaisser la température de celles-ci. Comme l'eau savonneuse n'est pas aussi chargée de principes minéraux que l'eau thermale, le mélange doit avoir moins de vertus et d'activité que celle-ci pure. On peut remplir à moitié la baignoire avec l'eau chaude dans le courant de la soirée, et achever de former le bain le lendemain, parce que la première dose d'eau thermale se trouve assez refroidie pour qu'en y ajoutant de l'eau à 50° $\frac{1}{2}$, la température soit de 27 à 28°. Mais, outre que cette mesure n'est pas praticable pour les douches, elle n'est à l'usage que des personnes qui entrent, dès le grand matin, les premières dans le bain : les successeurs n'ont plus cet avantage d'avoir leur bain uniquement composé d'eau thermale. Il serait donc utile d'agir comme à Bourbonne, où l'on élève, dans de grands réservoirs supérieurs, l'eau chaude pour la laisser refroidir pendant la nuit. Alors l'eau savonneuse ne serait plus employée que dans des cas particuliers, et les bains, ainsi que les douches, ne seraient formés que d'eau thermale pure.

Chaque année le produit des eaux est mis aux enchères, et un fermier s'en rend adjudicataire à des conditions qu'on lui impose d'avance, et auxquelles il souscrit par le fait : ces charges, relatives aux prix des bains, douches et bains de vapeur, paiement des gens de service, etc., sont contenues dans une affiche imprimée que les baigneurs doivent connaître. Toutes les contestations qui peuvent s'élever, et il n'y en a jamais aucune, entre le fermier et les baigneurs, sont jugées par l'inspecteur qui exerce aussi toute la police des eaux. Le fermier jouit encore du local, des salons de réunion et de leur mobilier, y entretient la lumière, paie la musique, etc., et reçoit à son profit les abonnements.

Chaque jour les préposés déclarent au fermier les noms des personnes qui ont fait usage des bains et douches. Les baigneurs qui ne se présentent pas pour entrer dans la baignoire à l'heure ordinaire qui leur est assignée, voient abréger la durée de jouissance de leur bain de tout le temps de leur retard, car ils doivent se retirer à l'heure prescrite et céder la place à leur successeur; et, s'ils ne viennent pas au bain, ils le paient comme s'ils y étaient entrés, à moins qu'ils n'aient prévenu d'avance de leur absence, pour qu'un autre baigneur ait pu les remplacer, aux soins des préposés. Chacun ne paie qu'au terme du traitement, sur une note que fait présenter le fermier. Il peut y avoir quelques erreurs, soit en plus, soit en moins, dans cette note, et il est utile de marquer soi-même toutes les circonstances du traitement qu'on a subi ; ces erreurs sont alors relevées sans aucune discussion. Les gens de service sont payés par les baigneurs, d'après un taux réglé, et chacun y ajoute ordinairement une petite gratification, qu'ils n'ont d'ailleurs aucun droit d'exiger.

On ne paie rien pour la boisson des eaux thermales, non plus que pour les pédiluves.

Les baigneurs n'ont jamais affaire qu'aux gens de service, et le fermier leur est inconnu. S'ils ont des plaintes à faire sur l'administration, ils s'adressent à l'inspecteur, qui leur fait rendre immédiatement justice ; c'est lui qui choisit les préposés, les révoque, les punit, etc. Le produit annuel des eaux s'élève à 15 ou 20 mille francs, plus ou moins ; cette somme, qui appartient au Gouvernement, est généreusement abandonnée par lui pour faire les réparations et améliorations nécessaires. Les dépenses de cette espèce sont ordonnées par une commission présidée par M. le préfet du département.

Voici le taux des prix réglés pour l'usage des eaux (en 1838).

BAINS. Baignoires en bois, 75 c.; hommes de service. . 15 c.

Baignoires métalliq. 1 fr. 15
Baignoire en salle, comme autour des bassins. . . . . . . 50 c. 10
des piscines. . . . 40 c.
des Capucins.. . . 30 c.

Douche de Tivoli par minute, 5 c. 5
Douche ordinaire par minute, 3 c. 5
Douche ascendante, en tout, 35 c.

Les bains à domicile, et ceux où l'on introduit des médicaments sont payés à part. Les prix sont affichés.

Il y a plusieurs médecins qui donnent leurs soins aux malades qui les consultent. M. Garnier, M. Turc, M. Demangeot, M. Jacquot, sont des docteurs éclairés et dignes d'estime. C'est M. le docteur Garnier qui est l'inspecteur des eaux. En arrivant à Plombières, on va le voir pour en obtenir une baignoire et une heure désignée. Il donne les ordres, règle la température des bains et des douches, etc. On ne se mêle de rien, et, par ses soins, tout est préparé d'avance. Les voyageurs se louent beaucoup de ses attentions, de son mérite et de l'impartialité avec laquelle il exerce ses fonctions.

Le bâtiment du bain tempéré porte sur la façade *est* qui donne sur la place, une horloge à sonnerie sur laquelle on se règle pour la distribution des heures de bain et de douche.

CHAPITRE VII.

—

De beaux salons sont établis dans la partie supérieure des bâtiments du bain royal et du bain tempéré ; ils sont joints ensemble par une arcade qui traverse la rue. Ces salons sont composés d'une petite salle de spectacle, d'une salle de billard et de jeu, enfin d'une vaste et belle pièce où se donnent les bals. On monte aux salons par un escalier pratiqué dans un angle du bain royal, et aussi par le jardin de la préfecture.

Moyennant une somme de 6 francs, une fois payée, on a le droit d'aller aux salons à toute heure de la journée; on y peut jouer divers jeux de cartes, les échecs, le tric-trac et le billard, bien entendu qu'on doit payer les frais de ces jeux. On peut aussi lire divers journaux quotidiens, se promener, converser, etc. Cette rétribution de 6 fr. n'a de valeur que pour une saison ou vingt-un jours; on la renouvelle lorsqu'on reste plus long-temps. On y trouve des glaces, des sirops et autres rafraîchissements. Le soir, les lustres sont allumés, et on se livre souvent au plaisir de la danse. Les bals du jeudi, et principalement du dimanche, sont très agréables. Le prix d'entrée est de 2 fr. pour la soirée; mais les personnes qui ont porté leur abonnement à la somme de 10 fr. n'y paient rien. La plus belle société, des femmes charmantes, des toilettes d'une rare élégance, donnent aux soirées un passe-temps délicieux, même quand on ne prend pas part active à ces divertissements.

De temps à autre les comédiens de la troupe d'Épinal donnent des représentations où l'on chante des vaudevilles ; mais cette récréation se paie à part.

Des pianos sont dans les salons, toute la journée, à la disposition des abonnés.

Les bâtiments de la préfecture ont été construits pour l'usage des princes qui viendraient prendre les eaux de Plombières, et M. le préfet y habite durant la saison des bains. Il y fait les honneurs de la ville aux étrangers qui la visitent, et s'acquitte, ainsi que sa famille, avec une délicatesse et une amabilité parfaites, de tous les devoirs que la société lui impose à l'égard des personnes importantes par leurs noms ou leurs dignités. Sa présence peut d'ailleurs être nécessaire dans quelques cas pour empêcher les désordres ou rétablir la paix troublée, ce qui jusqu'ici n'a jamais eu lieu.

Ces bâtiments s'ouvrent sur la rue, ainsi que ceux des bains royal et tempéré. Comme les jardins sont plantés sur une côte en pente très raide, leur sol inférieur est de niveau avec l'étage où se trouvent les salons de réunion. Les allées montent jusqu'à la route de Luxeuil, et le jardin s'ouvre sur cette route par une grille, presque en face d'un beau bâtiment où réside la gendarmerie. Celle-ci n'est établie que par une mesure de prudence, en un lieu où sont réunis un si grand nombre d'étrangers, car je n'ai jamais entendu dire que son secours ait dû être employé. A Plombières, les habitants accueillent parfaitement les voyageurs; jamais aucune rixe, aucune plainte ne donnent lieu à l'intervention de l'autorité; les mœurs y sont généralement respectées, et quoique presque toujours les clés restent aux portes, en l'absence des personnes qui y logent, il ne se commet pas le moindre vol.

Cependant il s'y trouve souvent des étrangers que cette affluence y attire, soit pour vendre divers objets, soit pour donner des sérénades pendant les repas, soit même pour mendier, car la mendicité s'y montre trop fréquemment en tout lieu, même de la part des enfants. Il est donc prudent de se mettre en garde contre le vol, de ne pas tenter la cupidité, et de prendre le soin de fermer les portes quand on s'absente.

Du reste, de nombreuses aumônes sont faites par les baigneurs, et le dimanche, à l'église paroissiale, la bourse de la quêteuse, choisie dans l'élite de la société, atteste la générosité du public. Il est vrai que cet argent n'est guère distribué, par le curé, qu'aux indigents de la ville, et que la multitude des pauvres du voisinage n'y a pas de part. L'autorité pourrait empêcher que ceux-ci ne viennent affliger les baigneurs de leurs sollicitations, puisqu'ils ne refusent pas de donner aux malheureux, quand ils ont la certitude que leurs infirmités sont véritables. L'hôpital, situé près de l'église, reçoit gratuitement un certain nombre de pauvres malades, sur la recommandation des maires, et prennent, sans frais, les bains que l'inspecteur juge nécessaire à leur maladie.

Un sergent rédige pour trois francs, et tient chaque jour au courant, un livret, où sont inscrits les noms et les demeures des étrangers.

6.

CHAPITRE VIII.

INDUSTRIE.

Il y avait autrefois à Plombières, deux établissements industriels : une papeterie, qui fournissait les papiers d'impression au *Moniteur*, et une tréfilerie. Ces établissements sont fermés, parce que, n'ayant pas adopté les perfectionnements que l'art a faits depuis quelques années, ils n'ont pu soutenir la concurrence. C'est une grande perte pour le pays. Il y a aussi des moulins à farine, à huile et à scier les bois, qui sont mus par des roues hydrauliques.

On vend à Plombières beaucoup d'ouvrages travaillés avec soin, et particulièrement des pièces en fer, telles que pelles et pincettes très élégantes, cannes, casse-noix, paniers, grille-pain, etc. Il y a aussi des établissements de coutellerie de Langres, des serrures à pompe de Bramah, des tourne-broches, et une multitude de jolis produits, que la plupart des baigneurs achètent pour faire des présents à leur retour. On trouve encore à acheter d'excellent kirschwaser de Fougerolles, village à quelques lieues de distance.

Pendant l'hiver, presque toutes les femmes s'occupent à broder; les broderies de Plombières sont renommées pour leur élégance et le bon marché. Dans la saison des bains, ces femmes s'occupent du service des pensions, lavent le linge, repassent les robes des dames, et leur habileté pour les apprêts de la toilette, ne le cède guère à celle des ouvrières de Paris.

6..

CHAPITRE IX.

PROMENADES, PLAISIRS.

Outre les jardins ombragés de la préfecture, on trouve un si grand nombre de promenades à Plombières et dans les environs, qu'on peut dire que tous les sentiers, les routes même de Luxeuil, d'Épinal, de Saint-Loup et de Remiremont, sont de charmantes promenades. Les côteaux qui se présentent successivement sous diverses apparences, à mesure qu'on s'avance, offrent

des points de vue si pittoresques et si diver-
sifiés, qu'on a comparé ce pays à la *petite
Suisse*. Décrivons celles de ces excursions
qu'on fait le plus fréquemment.

En sortant de Plombières, du côté de
l'est, après être passé devant l'église, on
trouve, à droite, la scierie dont nous avons
parlé; puis on entre dans la *promenade
des Dames*, espace enclos par de larges fos-
sés où coule l'Eaugronne. Cette étendue,
de la forme d'un carré long, ayant environ
450 mètres sur 36 (225 toises sur 18), est
plantée de quatre rangées de superbes til-
leuls, qui projettent un ombrage épais. Des
bancs servent de lieux de repos. Vers le
tiers supérieur de la longueur, est une grille
basse et circulaire en fer, qui enferme la
fontaine ferrugineuse; on y descend par
deux escaliers, et l'enceinte est à ciel ouvert.

En continuant la route au-delà de cette
promenade, qui règne le long de la route
de Remiremont, et est bordée par deux

montagnes très élevées, on trouve, à droite, la papeterie, puis un pont en pierre sur la rivière, puis la route ascendante à cette dernière ville vers la gauche.

Avant de traverser le pont, on voit à gauche, sur la hauteur, un calvaire, et en bas, un sentier qu'on peut suivre tout le long de l'Eaugronne : ce sentier très ombragé, et où l'on trouve, dans les temps chauds, une fraîcheur délicieuse, est orné de bancs en pierre, et l'on y voit une jolie fontaine, outre diverses sources. Au bout de ce sentier, qui règne au bas d'une côte abrupte, il y a une voie en lacet qui, par une montée rapide dans le bois, conduit à une sorte de chalet, où l'on trouve du lait, de la bière, etc., et une jolie source appelée, j'ignore pourquoi, *la fontaine du Renard*. Cette source se perd dans les rigoles d'irrigation d'une prairie en pente rapide qui recouvre le flanc de la montagne.

En continuant de monter, on arrive au sommet, sur un vaste plateau, enrichi de fermes et de belles cultures. On est alors au niveau de la route d'Épinal, qu'on peut aller rejoindre, si l'on n'aime mieux revenir au village par divers chemins rocailleux et rapides qui redescendent sur les ruelles, derrière les maisons du village.

D'un autre côté, si, négligeant le sentier dont nous venons de parler, qui fait l'abord de l'Eaugronne, on traverse le pont, on a devant soi une route récemment faite le long d'un cours d'eau appelé le *ruisseau Saint-Antoine*, lequel se jette dans la rivière près du pont et de la papeterie. Cette route tracée dans le bois, au bas d'une autre côte, est assez large et unie pour être pratiquée par les voitures : elle conduit d'abord à un moulin à huile, et le ruisseau, faisant plusieurs cascades très pittoresques, ajoute à la fraîcheur de l'ombrage. On rencontre dans cette voie, une modeste et jolie fontaine, dédiée en 1828 à madame Guizot, trop tôt enlevée aux lettres et à l'amitié.

La route se prolonge ensuite vers un

moulin à blé, où l'on trouve de grands arbres, et un lieu de repos qu'affectionnait l'impératrice Joséphine : c'est le *moulin Joli*. Au-delà de ce moulin, est une mare, et si l'on suit un chemin à droite, qui la borde, on monte dans une futaie très agréable.

Le prolongement de la route du moulin Joli conduit à un lieu appelé la *vallée des Roches ;* le spectacle du bouleversement qu'on y remarque est digne d'intérêt. On peut de là pousser jusqu'à Érival et aux montagnes couvertes de sapins. Cette promenade, qu'on peut aisément faire à pied, sans trop se fatiguer, mais qu'on fait plutôt à âne ou en voiture, est très agréable. On va aussi à la vallée des Roches par une route qui s'embranche en haut de celle de Remiremont, ou par le village du val d'Ajol. La nouvelle route d'Érival a été faite par les soins du maire et du conseil municipal de cette commune, dont le territoire est si vaste, qu'il s'étend jusqu'au bout des deux promenades qui enferment le village de Plombières : cette commune a , dit-on, sept lieues de tour.

Il est d'usage, à Plombières, que les personnes des deux sexes qui craignent la fatigue de la marche, montent à âne, et l'on trouve tous les jours de ces montures, à bas prix, qui sont, ainsi que leurs guides, à la disposition des promeneurs. On trouve aussi des voitures chez le maître de poste, chez M. Hérisé, M. Résal et autres.

Une autre promenade fort jolie, quoique plus fatigante, consiste à monter la côte sur une route qui, partant de derrière l'église et l'hôpital, borde la promenade des Dames du côté du midi, et en est séparée par la rivière. On redescend, plus loin, de cette sommité, vers la fontaine appelée *Caroline*, puis au moulin Joli.

A l'extrémité ouest du village est un pont, un moulin à blé et la poste aux chevaux; on va ensuite sur une petite promenade ombragée et offrant quelques bancs :

c'est le commencement de la route de Saint-Loup. Cette route se prolonge au loin le long de la rivière d'Eaugronne, présentant des bancs, une jolie source dite la fontaine Amélie, qui se trouve dans un hémicycle ombragé; ensuite on rencontre un pont en pierre, qu'on traverse, puis, sur la droite, la nouvelle route qui conduit à la *fontaine Stanislas,* en gravissant la côte septentrionale dans les bois taillis.

La route de Saint-Loup, embellie et rendue praticable aux voitures par les soins de M. de Monicault, s'étend jusqu'à la limite du département des Vosges; mais on s'occupe actuellement de la prolonger jusqu'à Saint-Loup, dans le département de la Haute-Saône. Elle n'est praticable aux voitures que dans les Vosges, l'espace d'environ une lieue; et lorsqu'elle sera achevée, ce sera la voie la plus courte pour se rendre à Bourbonne.

La route de Saint-Loup passe, un peu plus loin, près d'un pont de bois peint en vert, qui conduit sur la gauche à la ferme Parisot, remarquable par sa délicieuse position. Au-delà de cette ferme, où l'on trouve d'excellent laitage, on peut monter dans les bois jusqu'à la route de Luxeuil, où l'on atteint la ferme de Beauséjour. La ferme Parisot présente une des plus heureuses positions du pays.

Sur la droite de la route de Saint-Loup, près du pont de bois dont on vient de parler, est l'entrée de l'ancienne route de la *fontaine Stanislas,* tracée dans un bois de haute futaie admirable. On monte à cette fontaine en suivant sept rampes successives très ombragées par les plus beaux arbres. Comme la montée est plus pénible que la descente, c'est cette voie qu'on doit préférer pour s'y rendre ; on redescend ensuite par la nouvelle route qui est plus exposée au soleil. Ni l'une, ni l'autre ne sont praticables aux voitures ; il faut gravir cette côte à pied ou sur des ânes. La vue qu'on découvre de cette jolie fontaine indemnise de la peine qu'on a prise pour y arriver ; c'est un des rendez-vous les plus fréquentés des baigneurs, qui y trouvent d'excellent laitage dans la ferme, comme on en obtient dans toutes celles du pays. La fontaine n'a de remarquable que le nom vénéré qu'on lui a donné, et un chêne séculaire singulièrement implanté sur le rocher d'où elle sort. Presque toutes les fontaines de Plombières sont ornées d'inscriptions que nous avons négligé de copier, parce qu'en vérité elles ne méritent pas cet honneur ; elles sont d'une faiblesse de style étonnante, bien que faites par des hommes d'un rare mérite. Près de la fontaine Stanislas est une chaumière avec des bancs et des tables, pour donner asile en cas de pluie.

Si au lieu de gravir les sept rampes de l'ancienne route, on ne monte que la première et qu'on la suive en ligne droite, on arrive à la jolie ferme de M. Turc, puis à des bois charmants.

Une autre promenade assez agréable est

la route d'Épinal, surtout si, au lieu de la monter, en partant de l'église, on se dirige sur la côte dans les sentiers rapides qui sont sur le flanc de la montagne, au nord de la petite promenade, sentiers qui même se prolongent jusqu'à la fontaine Stanislas lorsqu'on tourne à gauche. Au bout de la petite promenade dont on a parlé, en traversant un pont de bois sur l'Eaugronne, on trouve un sentier parallèle à la route de Saint-Loup, qui est bordé par une dérivation de cette rivière, et conduit à une chute d'eau destinée jadis à mouvoir la roue de la filerie, fabrique qui n'existe plus, mais dont les charmants bâtiments limitent cet espace, où l'on retombe sur la route de Saint-Loup, en tournant à gauche. Si l'on se dirige du côté droit, on monte les rapides sentiers qui conduisent à la route d'Épinal d'une part, et à la fontaine Stanislas de l'autre, ainsi qu'il vient d'être dit.

Si l'on prolonge l'excursion sur la route d'Épinal jusqu'à la seconde borne milliaire, on rencontre, près d'une masure, dans le champ qui la précède, quelques pommiers, d'où l'on entend répondre un bel écho, qui répète très distinctement jusqu'à dix syllabes qu'on a prononcées à haute voix.

Enfin, la route de Luxeuil, qu'on peut monter en partant de l'auberge de l'Ours, ou du jardin de la préfecture, offre plusieurs excursions très agréables.

D'abord si l'on monte la route en ligne directe, on trouve mille points de vue des plus gracieux : on rencontre la ferme de Beauséjour près d'un petit bois, puis un moulin à huile fort joli, un étang de forme triangulaire. A la distance d'environ une lieue, on se trouve à la *nouvelle Feuillée,* lieu de repos où l'on a construit une chaumière, et d'où l'on a l'aspect d'un panorama enchanteur ; c'est la vue du val d'Ajol, village qu'on aperçoit au fond d'une superbe vallée. Cette promenade peut se faire à pied ou en voiture.

En voyageant à travers les bois, on arrive

à l'*ancienne Feuillée* près de la demeure de la demoiselle Dorothée, connue des baigneurs par sa douceur et son esprit. On y découvre aussi le val d'Ajol; mais l'aspect en est moins agréable.

On peut ensuite, si l'on veut, descendre dans ce village, patrie d'une famille de chirurgiens célèbres depuis long-temps pour guérir les fractures, les entorses, les foulures, etc., et connue à Paris sous le nom de Valdajou. On peut ensuite traverser toute la vallée, et revenir à Plombières par la vallée des Roches et le moulin Joli.

Si l'on prend un chemin extrêmement rapide qu'on trouve au commencement de la route de Luxeuil, près de la fontaine de la Gendarmerie, on gravit jusqu'à un bâtiment isolé, appelé la *Ferme Jacquot*, du nom de son propriétaire. De ce point, on a la vue magnifique de Plombières et des montagnes qui l'entourent. De charmants bosquets, des allées tracées dans de hautes futaies, des fontaines, rendent ce séjour vraiment délicieux. On peut de là, en continuant de monter dans les bois, revenir dans le haut de la route de Luxeuil.

J'engage les personnes qui veulent se promener après leur dîner, de préférer la route de Luxeuil ou les parties élevées : car l'abondance des eaux, dans le fond de la vallée, en rend l'air très humide le soir. Lorsqu'on se trouve sur les hauteurs, on voit le village et la vallée enveloppés d'épais brouillards, surtout quand la journée a été chaude. La cause qui condense les vapeurs le soir est la même qui nous montre les soupiraux de cave fumants pendant les rigueurs de l'hiver ; l'air est plus froid que le sol humide.

Lorsqu'on veut s'éloigner davantage de Plombières, on a d'autres promenades fort intéressantes à faire en voiture. On visite les bains de Luxeuil, ou le village de Bains, la ville de Remiremont, les lacs de Gérarmer, la haute montagne du Ballon ; on peut revenir par le Bonhomme et Saint-Dié, etc.

Près de Bains, on voit la belle fabrique de fer-blanc de M. Fallatieu ; ailleurs, il y a des forges assez curieuses. Nous ne dirons rien de ces voyages qui ne sont pas sans fatigue, et ce sujet sort d'ailleurs du plan que nous voulons embrasser.

En montant la route de Remiremont, on trouve un sentier à gauche, qui conduit à des fermes, dont l'une était la demeure du père Vincent, homme qui a laissé une mémoire vénérée pour ses vertus et les talents dont il a donné des preuves. Il réussissait à fabriquer des pianos, des épinettes et autres objets, par sa seule adresse et sans le secours de presque aucun outil.

CHAPITRE X.

DÉPENSES.

La dépense se compose de deux parties, celle du voyage et celle du séjour. La première varie avec la distance et les voitures qu'on emploie. En poste, il faut compter sur 5 fr. par poste quand on voyage deux dans un cabriolet. En partant de Paris, comme on doit parcourir 5o postes environ, il faut donc au moins 5oo fr. pour aller et revenir ; plus la nourriture en route.

La diligence de Paris coûte 41 fr. pour le coupé de Nancy, et 15 francs pour celui de Plombières : j'ai dépensé 70 fr. en y comprenant la nourriture : c'est donc 140 francs qu'il faut sacrifier. Les places d'intérieur, de rotonde et de banquette ne coûtent que 36, 31 et 26 francs. On comprend au reste que ces prix varient un peu avec les temps.

Quant au séjour, il faut compter au moins 5 fr. par jour pour la pension, environ 40 fr. pour les bains, puis 25 fr. pour gratifications aux gens de service, et de 20 à 40 francs au médecin. On peut d'ailleurs se loger et vivre à meilleur compte. Je ne parle pas des frais de voitures et d'ânes, des rafraîchissements, des pertes au jeu, toutes choses qui n'ont de limites que les circonstances.

Voici un aperçu détaillé de ces frais :

Voyage pour l'allée et le retour. . . 140 fr.
Pension de 25 jours à 5 fr. 125
Bains et douches. 40
Aux gens de service des bains. 5
Aux domestiques de la pension. . . . 15
Au cuisinier. 3
Docteur. 40
Abonnement au salon. 10
Faux frais, blanchissage, etc. 10
Vin, 20 bouteilles à 1 fr. 20

408 fr.

Le prix du vin n'est jamais compris dans celui de la pension. On paie également à part le café, la liqueur, l'eau de Bussang, etc.

En ajoutant 100 fr. pour les promenades, on voit que 500 fr. peuvent suffire à la dépense d'un séjour de 25 jours à Plombières et aux frais de la route, pour Paris.

CHAPITRE XI.

CAUSES DE LA TEMPÉRATURE DES EAUX THERMALES.

Je terminerai cette Notice, en répondant à une question que tout le monde fait lorsqu'on vient prendre les eaux thermales : *A quoi doit-on attribuer la chaleur à peu près constante de ces eaux ?* Ce que je vais répondre à cette question est l'énoncé de l'opinion d'un savant illustre, Laplace : et j'ajoute que cette opinion est tellement rationnelle qu'on doit la regarder comme certaine.

Il y a deux causes de la haute température de certaines eaux naturelles. Dans les
contrées où l'on voit fumer des volcans,
comme près du Vésuve et de l'Etna, le feu
souterrain échauffe les eaux qui n'en sont
séparées que par une mince couche de terre
imperméable; c'est donc un effet semblable
à celui qui est obtenu lorsqu'on met un vase
plein d'eau sur des charbons incandescents.

Mais cette cause, à laquelle est due la
chaleur des bains de Néron près de Naples,
et de plusieurs autres localités, ne peut être
admise pour la plupart des eaux thermales
qui sont trop éloignées des volcans pour en
ressentir les influences. La chaleur de toutes
les eaux de France, de Suisse, d'Allema-
gne, etc., est due à celle des parties inté-
rieures du globe terrestre, ainsi que nous
allons l'expliquer.

C'est un fait, rendu incontestable par
toutes les études physiques, que, dans l'o-
rigine, la terre a été liquéfiée par la chaleur,
et que sa surface s'est refroidie par le rayon-

nement, au point de se durcir et de devenir habitable. Aussi la figure de la Terre est-elle celle d'un ellipsoïde aplati sur ses pôles, ainsi que l'est celle de la planète Jupiter : cette figure est celle que prend naturellement une masse liquide dont toutes les molécules s'attirent, et qui est soumise à un rapide mouvement de rotation sur son axe. Cette forme est d'ailleurs légèrement altérée par des causes locales, telles que des soulèvements qui ont élevé des montagnes, creusé des vallées, etc., toutes circonstances accidentelles qui n'ont pu produire que de faibles inégalités sur la surface ; car, que sont les plus hautes montagnes comparées aux dimensions de la Terre ? de simples rugosités sur la surface d'une orange.

Mais une très mince étendue de l'écorce de la Terre est à l'état solide, et tout l'immense noyau intérieur est encore en fusion ignée. En effet, à mesure qu'on descend davantage dans les profondeurs, la température s'élève de plus en plus ; et il résulte d'un travail de M. Cordier qu'il suffit de descendre de 25 mètres (75 pieds) pour qu'elle monte de 1 degré centigrade ; de 50 mètres pour 2 degrés, de 75 mètres pour 3 degrés. Le peu de profondeur à laquelle il nous est permis de pénétrer en terre laisse ici quelque incertitude aux physiciens sur l'étendue verticale qui répond à 1 degré d'accroissement : les uns veulent 30 mètres, M. Poisson demande 38 mètres ; mais ce qui n'est pas l'objet d'un doute, c'est qu'il suffit d'une très petite profondeur pour atteindre une région où la température est celle de l'eau bouillante (2500 mètres, ou moins d'une demi-lieue selon M. Cordier, et moins d'une lieue selon M. Poisson). Plus bas encore on trouve la chaleur de 260 degrés, qui est celle du plomb en fusion, etc.

L'expérience a démontré que sous chaque latitude il existe une profondeur où la température est constante et égale à la moyenne de celle de toute l'année : les thermomètres implantés à 9 mètr. à l'Observatoire de Paris indiquent en tout temps 10°,67. Depuis un temps immémorial, le globe terrestre est donc arrivé à cet état d'équilibre où la chaleur solaire lui restitue la température que fait perdre le rayonnement à sa masse ignée, à travers la couche durcie à sa surface, couche très peu conductrice du calorique.

Maintenant, les eaux répandues sur la terre pénètrent en partie par toutes les voies qu'elles y trouvent, et descendent sans cesse à de grandes profondeurs ; pour qu'il en soit autrement, il faudrait qu'il existât des nappes terrestres tout-à-fait imperméables, ce qui ne peut être admis que pour quelques localités spéciales. Aussi voyons-nous les eaux couler au fond de nos puits, dans les mines, au bas des puits artésiens, et même former en certains lieux de vastes rivières souterraines.

Ces eaux se mettent à l'unisson de température avec les couches où elles atteignent ; il ne reste donc plus qu'à expliquer comment elles remontent vers la surface, ce qui doit arriver de deux manières.

1°. Si les issues par lesquelles l'eau descend ont la forme de siphons plus ou moins irréguliers, dans des terrains glaiseux, elle remontera au niveau de son origine : mais elle se trouvera à la température du sol profond où elle est descendue et d'où elle dérive.

2°. Ou bien s'il n'existe pas de siphon de cette espèce, l'eau continuera de descendre, et par conséquent de s'échauffer, jusqu'à ce qu'arrivant à une région dont la température soit d'au moins 100 degrés, elle se réduise en vapeur, qui remontera par d'autres fissures. Cette vapeur ne se condensera qu'en partie, parce que les parois des crevasses sont perpétuellement en contact avec elle et maintenues à leur température. Voilà donc de l'eau bouillante qui se produit par condensation des vapeurs arrivées à la couche la plus voisine de la surface. Cette eau traversant des couches minérales, se refroidit, en dissolvant les sels qui les composent, et en se mêlant avec les eaux froides qu'elle rencontre dans son cours.

Ceci explique très bien pourquoi les eaux thermales sont chargées plus ou moins de principes minéraux; pourquoi leur température est différente en différents lieux assez voisins, et à peu près constante en chaque lieu. Et l'on remarquera que cette explication n'est fondée sur aucune hypothèse, et que les choses ne peuvent même se passer autrement que nous ne disons; tant les principes physiques que nous avons invoqués sont avoués et incontestables.

La chaleur de quelques eaux thermales pourrait aussi être attribuée aux actions chimiques qu'elles exercent dans les terrains qu'elles parcourent; mais cette circonstance doit avoir généralement peu d'influence sur la température.

FIN.

TABLE DES MATIÈRES.

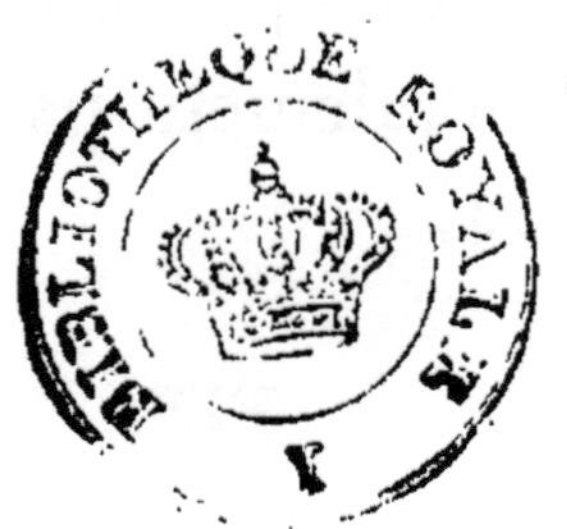

www.ingramcontent.com/pod-product-compliance
Ingram Content Group UK Ltd.
Pitfield, Milton Keynes, MK11 3LW, UK
UKHW020329130726
13696UKWH00003B/1230